NOS DENTS

ET

CELLES DE NOS ENFANTS

PAR LE

Docteur A. VÈVE

de la Faculté de Médecine de Paris.

Chirurgien-Dentiste du Collège Stanislas

et du Dispensaire de la Ligue des Enfants de France.

A PARIS

CHEZ L'AUTEUR

15, *rue Auber*

NOS DENTS

ET

CELLES DE NOS ENFANTS

PAR LE

Docteur A. VÈVE

de la Faculté de Médecine de Paris.

Chirurgien-Dentiste du Collège Stanislas

et du Dispensaire de la Ligue des Enfants de France.

A PARIS

CHEZ L'AUTEUR

15, *rue Auber*

OUVRAGES DU MÊME AUTEUR :

Malformations dentaires chez les rachitiques (1901).

De la cocaïne dans les opérations de la bouche.
(*Semaine médicale*)

EN PRÉPARATION

Les maxillaires chez les anthropoïdes.

Le vertige stomacal et le vertige neurasthénique.

À LÉONCE MARCHAND

Au meilleur des amis,

je dédie ce modeste essai d'hygiène.

INTRODUCTION

— Comment, Docteur, encore des recommandations hygiéniques? Vous ne finirez donc jamais avec vos ordonnances?

Pour vivre selon vos préceptes, il faudrait toujours un médecin en poche.

Autrefois, on ne s'encombrait pas de tant de soins et on se portait mieux.

Qu'écrivez-vous aujourd'hui?... Ah! Sur les dents? Eh bien, pour le moment, les miennes sont en fort bon état. Lorsque j'en souffrirai, j'irai trouver un dentiste. Quant à mon bébé, il n'en a pas encore et je ne vois, Dieu merci! aucune raison pour qu'elles poussent de travers.

— A votre aise, Madame, n'ouvrez pas cet opuscule. L'Institut n'en sera nullement offusqué. Seulement.... laissez-moi vous dire qu'une bonne hygiène consiste moins à s'entourer de précautions nombreuses et compliquées, qu'à faire un choix judicieux des soins les plus utiles.

On dit, en effet, que les gens d'autrefois se portaient mieux que nous.

C'est possible, mais il est certain que nos braves aïeux ont laissé une postérité plutôt médiocre.

Vous conviendrez que si les Parisiennes sont toutes jolies, elles n'ont pas une santé florissante, et les hommes d'aujourd'hui ne sont pas réfractaires à beaucoup de maladies.

Nous serions tous, je vous l'assure, bien mieux partagés par la nature, si l'hygiène, qui est à peine née, avait guidé notre développement.

Voyons, Madame, vous faites des projets sur l'avenir de votre enfant. Il est encore au berceau et déjà vous vous inquiétez de toute l'existence qu'il va vivre. Quelle sera sa destinée? Quels sont les meilleurs moyens d'en faire un homme intelligent et bon?

C'est très bien. Mais il y a aussi les meilleurs moyens de lui conserver une santé parfaite, et, dès ses premiers ans, d'équilibrer son organisme de si heureuse manière, qu'il soit plus tard à l'abri du mal. Ne croyez pas votre bébé invulnérable pour l'avenir, parce qu'aujourd'hui il est frais, gros et rose. Or, l'hygiène, pour lui et pour vous, a pour but de prévenir les accidents futurs.

Il faut sur chaque question d'hygiène apprendre sommairement à connaître ces accidents et les moyens urgents, pratiques, de les éviter ou de les combattre. Ce n'est pas plus intéressant, mais c'est plus facile que de choisir une robe et vous vous appliquerez à ce petit sacrifice de toute la force de votre amour de mère.

— Oui, Docteur, je vous comprends, je devine que vous n'allez pas me dire de grandes choses qui font bailler avec de grands mots qui font peur. Les livres d'hygiène sont parfois trop savants et on ne les lit pas.

Vous serez pratique, n'est-ce pas, et je vous lirai jusqu'au bout.

— A la bonne heure, Madame, vous voilà raisonnable. Oui, certes, je serai pratique, car c'est le seul moyen peut-être de me rendre utile.

Parmi toutes les questions concernant l'hygiène, celle de la bouche, si simple en apparence et si facile à observer pour les grandes personnes, demande beaucoup plus d'attention quand il s'agit des enfants. C'est pourquoi je l'ai choisie.

Il faut apprendre aux enfants que la bouche doit se tenir plus propre que leur visage, leurs mains; et, puisque c'est la mère qui est chargée de ces premiers principes, c'est à elle que je m'adresse tout spécialement, c'est pour les mères que j'écris cet opuscule.

Elles doivent répéter sans cesse à leurs enfants qu'ils ne doivent pas laisser gâter leurs dents, qu'il faut les conserver avec autant de précautions que nous en prenons pour conserver les doigts de nos mains ; que les dents sont la raison d'être d'un bon estomac et qu'un bon estomac est la clef de notre corps.

Elles doivent combattre ce préjugé détestable qui consiste à dire : « Mes dents commencent à se » gâter, j'irai voir un dentiste quand elles seront » plus malades », ou bien : « pourquoi irais-je » chez le dentiste tant que je ne souffre pas ? J'ai » bien le temps d'aller m'asseoir sur le terrible » fauteuil. »

Eh bien, non, vous ne viendrez jamais trop tôt ; vous éviterez, en venant de bonne heure, un mal plus grave et plus douloureux. Le vrai, l'unique moyen de garder ses dents saines jusqu'à la vieillesse est précisément d'enrayer la carie dès son apparition, alors que la dent presque entière est encore utilisable.

Et alors, imbus de ces principes, les enfants devenus adultes n'auront plus cette négligence de leurs dents, cette insouciance que l'on paie si cher plus tard.

Ils les feront soigner dès le début, sans crainte, et les conserveront.

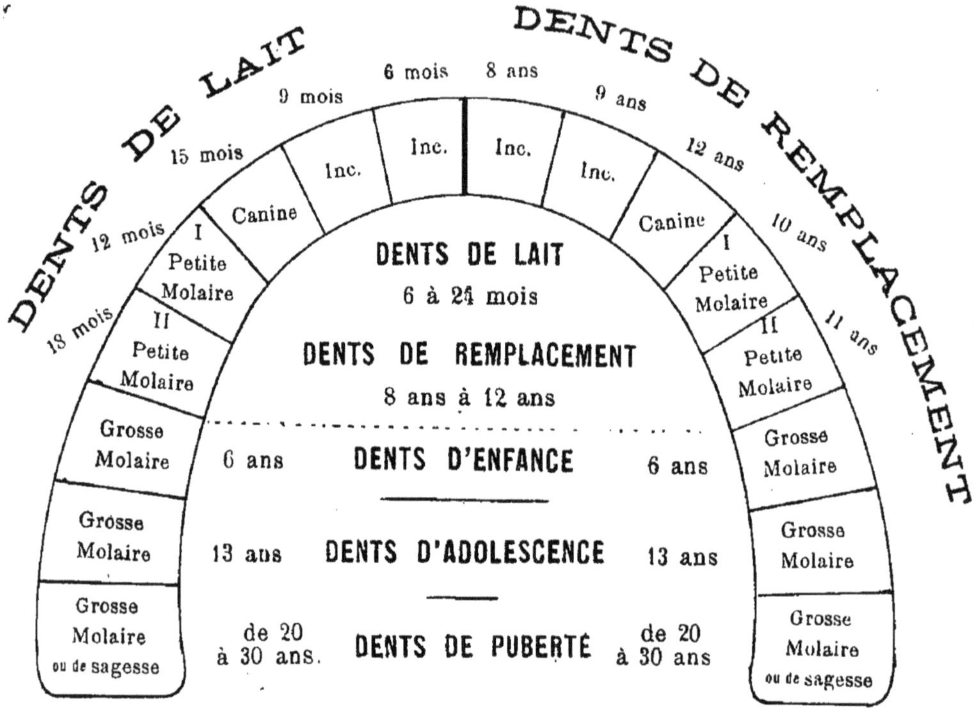

Schéma général de la dentition avec ordre d'apparition.

PREMIÈRE DENTITION

DENTS DE LAIT

Tout le monde sait que nos dents poussent en deux séries successives. Une première série correspond à l'enfance : elle comprend les dents temporaires, appelées aussi dents de lait. Ces dents sont remplacées au début de l'adolescence par une seconde série de dents permanentes et définitives puisqu'elles serviront à l'adulte jusqu'à la fin de ses jours..... s'il sait en prendre soin.

La première des dents de lait est une incisive médiane (ce qu'on nomme une « dent de devant »), soit supérieure, soit inférieure. Elle apparaît, en général, au cinquième ou sixième mois. Les autres dents de lait poussent ensuite ensemble ou successivement échelonnées jusqu'à la deuxième année. C'est du vingt-quatrième au trente-sixième mois qu'apparaît la dernière des dents temporaires, et qui est une des quatre petites molaires antérieures, je veux dire l'une des dents situées immédiatement en arrière et contre les dents canines que vous connaissez aussi sous le nom de dents de l'œil.

Troubles dus à la première dentition. — La première dentition s'accompagne de troubles nerveux et digestifs d'une manière si fréquente qu'on peut les considérer comme à peu près constants. Même chez les bébés vigoureux, de bonne sève et de bon caractère et n'ayant jamais été malades, il est bien rare que l'éruption des premières dents n'amène pas quelque légère perturbation dans des organismes aussi délicats.

Les parents savent bien que leur première inquiétude, les nuits sans sommeil, les jours agités, correspondent à l'époque où l'enfant « fait ses dents ».

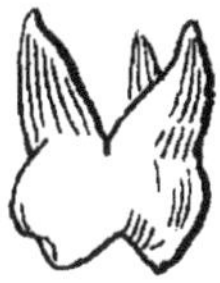

Molaire temporaire presque pas de racines.

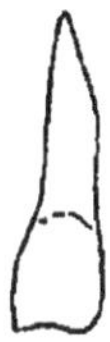

Incisive temporaire.

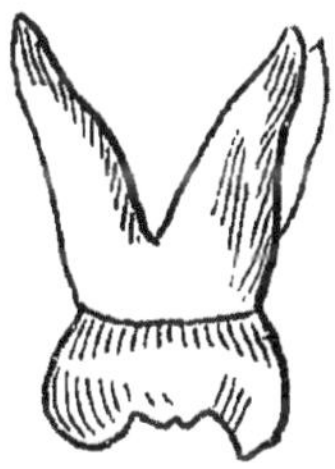

Molaire définitive avec ses trois solides racines

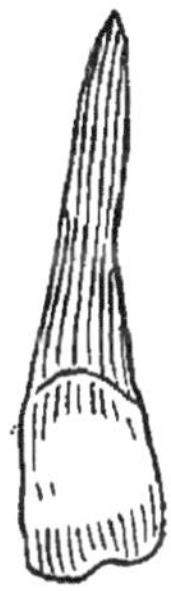

Incisive définitive.

Jean-Jacques Rousseau, dans *l'Emile*, écrit : « On sèvre » trop tôt les enfants. Le temps où l'on doit les sevrer » est indiqué par l'éruption des dents, et cette éruption » est communément pénible et douloureuse », et, en effet, il faut la surveiller de très près.

La constitution délicate d'un âge si tendre, les troubles que les difficultés d'éruption peuvent faire naître et les accidents graves qui peuvent s'ensuivre, sont des motifs suffisants pour permettre de dire que l'enfant est à ce moment à une période critique de sa vie. L'éruption des dents est toujours pour lui une fatigue.

A l'âge où elle a lieu, ce petit corps frêle, aux organes à peine classés et qui, pour ainsi dire, ne fonctionnent pas encore, n'est pas taillé pour supporter la souffrance.

Cet organisme même a besoin, pour poursuivre son développement, d'un équilibre constant ; quoi d'étonnant à ce que des symptômes anormaux se produisent lorsque cet équilibre est rompu ?

Mais avant d'étudier ces symptômes, il importe de mettre au point certaines exagérations.

Il ne faut pas attribuer aux dents de lait tous les accidents de l'enfance. — On attribue souvent à la poussée des dents des méfaits dont elle n'est pas responsable. On rencontre fréquemment des mères qui, à l'époque de la dentition, mettent sur le compte des dents la diarrhée verte, une grosse toux, des phénomènes nerveux graves, des fièvres accentuées et jusqu'à des températures de 40°, jeunes mamans obéissantes et crédules qui se fient en pareil cas à l'opinion de grand'mères optimistes « qui en ont vu bien d'autres » ou de sages-femmes réputées, dont l'expérience, certes, est d'un grand poids, mais qui doit s'arrêter aux limites d'une science plus observatrice et mieux avertie.

La poussée des dents, lorsqu'elle est normale, n'entraîne jamais des conséquences aussi sérieuses. La rupture d'équilibre dans l'organisme de l'enfant, dont nous venons de parler, produit une réaction générale de plus ou moins de durée et d'intensité.

Le petit être qui souffre n'a plus faim, il ne prend plus le sein à ses heures habituelles, l'estomac et l'intestin, dérangés dans leur fonctionnement ordinaire, digèrent mal, ou peuvent être irrités par suite de troubles nerveux dus à la souffrance ; la diarrhée, les coliques alors apparaissent, l'enfant ne dort pas, pleure, s'énerve et cet énervement joint aux troubles digestifs peut se manifester même par des convulsions et des mouvements fébriles.

Mais dans l'éruption dentaire simple, ils sont toujours légers et de peu de durée.

Quand les enfants ont une forte fièvre, le médecin doit être consulté. — Que les jeunes mères enlèvent de leur idée que les dents sont seules responsables d'une température de 40°, ou d'une grosse toux, ou de divers troubles nerveux et digestifs importants; qu'elles ne croient plus qu'en frottant les gencives avec du miel rosat ou du sucre en poudre, elles guériront leur bébé ; qu'elles soient persuadées qu'il est toujours nécessaire en présence d'accidents sérieux de faire ausculter et examiner l'enfant par un médecin. C'est qu'en effet des symptômes aussi intenses que ceux que nous venons de mentionner doivent faire penser à une autre cause que celle de l'éruption des dents.

En dehors des maladies indépendantes de la poussée dentaire et qui peuvent atteindre l'enfant à cette période de sa vie, tout comme avant ou après cette période, la cause habituelle des troubles graves est une éruption anormale, qui se complique d'accidents infectieux, c'est-à-dire microbiens.

Mécanisme de l'infection dans l'éruption dentaire. — Vous avez tous entendu parler des microbes et vous vous attendiez certainement à ce que je vous en parle.

Voici donc ce qui se passe dans l'éruption dentaire compliquée.

Au moment où la dent sort, elle déchire légèrement la partie de la gencive qui la recouvre. Il y a donc une éraillure et comme une petite plaie dans la bouche. Or, la bouche est un milieu septique infecté. Dans toutes les bouches, même les mieux soignées, les microbes pullulent, et il en est qui sont très dangereux.

S'il s'en trouve, à ce moment, qui possèdent une virulence particulière, qui soient très venimeux, pour employer l'expression qu'on applique aux moustiques, ou bien si les tissus enflammés n'ont pas une force de résistance suffisante, ces microbes se fixent sur l'éraflure de la muqueuse et trouvent, à cet endroit, une porte d'entrée pour produire l'infection.

D'abord localisée à la dent qui pousse, cette inflammation de mauvaise nature se propage ensuite aux gencives voisines, et, de proche en proche, toute la bouche peut devenir malade, ce qui se nomme gingivite stomatite.

La fièvre se met alors souvent de la partie chez les bébés, et vous voyez maintenant combien sont dans l'erreur les parents non prévenus ou mal conseillés, qui, en pareil cas, se figurent avoir affaire à l'inflammation ou gonflement ordinaire des gencives que les dents percent, alors qu'il s'agit d'une complication infectieuse de l'éruption dentaire.

Complications possibles de l'infection.— L'infection peut s'étendre à l'arrière-gorge et, par le larynx, gagner les bronches, produire la bronchite et préparer la voie à une maladie bien plus grave, la *broncho-pneumonie*.

Aussi faut-il surveiller de près le travail de la poussée

des dents pour enrayer, dès le début, ces complications redoutables.

Mais ce ne sont là que des complications. J'ai voulu les mettre en évidence pour que vous sachiez bien que ces symptômes graves sont anormaux et qu'une éruption dentaire simple, normale, comme elle se produit, heureusement, dans la majorité des cas, ne donne jamais lieu à des troubles aussi accentués.

Nous n'en reparlerons plus ; revenons à ce qui se passe habituellement.

Il reste acquis ce fait incontestable, que la poussée des dents est pénible aux enfants et que, surtout pendant l'été, les éruptions difficiles s'accompagnent de troubles digestifs et nerveux qui sont un sujet de préoccupation, et parfois d'angoisse, pour les mamans et les familles.

Comment se manifeste la poussée des dents chez l'enfant. — Observons le petit à l'époque où sa dent va percer.

1° Il mâchonne ; il porte les doigts à la bouche ; il suce son pouce.

2° Il salive abondamment.

3° Il souffre, et cette souffrance chez l'enfant, dont le masque n'a encore aucune expression, se manifeste par des pleurs, surtout la nuit.

Il est grincheux, il se retourne dans son lit, cherchant à mettre sa joue au frais sur son oreiller, parce qu'elle est chaude.

4° Enfin il grimace, et cette grimace peut même aller jusqu'à une sorte de tic douloureux.

Si à ce moment vous introduisez à la volée la pulpe du petit doigt dans cette mignonne bouche qui mâchonne sans cesse et ne demande qu'à vous mordre, vous aurez le temps de sentir un point dur, enflammé, rougeâtre : c'est la première dent prisonnière sous la muqueuse et qui ne demande qu'à s'échapper.

Le trou fait, tout se calme, et les jours suivants, par un déchirement progressif et presque pas douloureux, toute la couronne de la dent va petit à petit se faire jour à l'extérieur. C'est ainsi que se passe l'arrivée au monde des incisives et des canines.

Au fur et à mesure que les roses gencives se meublent de leurs délicates petites touches de piano, la douleur est moins vive, les troubles généraux de réaction s'amendent, et le plus souvent les enfants font leurs petites molaires sans s'en apercevoir.

Les enfants peuvent souffrir des oreilles au moment de la poussée dentaire. — Il arrive parfois que les enfants portent leurs petites mains aux oreilles pour indiquer que la douleur part de ce point. Cela n'a pas d'importance. Il suffit de savoir que les nerfs de la mâchoire supérieure sont en connexion intime avec la partie osseuse de l'oreille, de sorte qu'il peut y avoir en ce point une douleur d'origine dentaire.

Voilà donc comment les choses se passent habituellement. Le tableau n'a rien d'effrayant. Il ne mentionne aucun des symptômes graves dont nous parlions plus haut. L'enfant est agacé, il pleure, il se nourrit peu, il ne dort pas, il est dans un état d'agitation continuelle qui inquiète et fatigue l'entourage. Mais cela est normal et ne saurait impressionner défavorablement les parents avertis.

Se produit-il des troubles plus sérieux, principalement la fièvre, le refus absolu de prendre le sein, les convulsions, etc., etc.? soyez méfiants et appelez auprès du bébé le médecin.

En définitive, il faut se garder d'être trop optimiste en mettant sur le compte de l'éruption dentaire des accidents produits par des complications anormales, il faut aussi se garder d'être pessimiste et ne pas vivre dans des transes continuelles parce que le petit souffre et pleure plusieurs jours et plusieurs nuits.

Traitement. — Est-il nécessaire d'instituer un traitement ?

Que n'a-t-on préconisé, depuis les drogues anodines jusqu'aux pommades irritantes, pour frotter les gencives ? Dans le cas d'éruption simple, normale, accompagnée des troubles légers par lesquels passent tous les enfants, le mieux est de laisser la nature évoluer. Tout au plus, si on y tient, peut-on se servir de quelque solution émolliente.

Cocaïne.	0,05
Menthol.	0,10
Miel fin.	10 gr.

Frictionner trois ou quatre fois par jour la gencive.

Parfois il arrive que les tissus de la gencive opposent à la dent qui veut percer une résistance trop grande. L'éruption se fait attendre, la dent reste prisonnière sous la gencive et il en résulte un surcroît de souffrance et d'inflammation qui provoque chez l'enfant une réaction générale si douloureuse et si intense, qu'il devient nécessaire au spécialiste d'intervenir.

Dans ces cas l'incision s'impose.

Cette méthode a un grand avantage sur les médicaments, c'est qu'elle ne touche pas l'estomac. Or, rien n'est plus délicat, chez l'enfant, rien n'est plus à surveiller que son estomac.

Les calmants, les soporifiques doivent donc être proscrits toutes les fois que l'urgence et la nécessité n'en sont pas absolues.

J.-J. Rousseau écrivait dans *l'Emile* : « Par un instinct » machinal, à l'époque de l'éruption des dents, l'enfant » porte fréquemment à sa bouche tout ce qu'il tient pour » le mâcher. On pense faciliter l'opération en lui donnant » pour hochet quelque corps dur, comme l'ivoire ou la » dent de loup. Je crois qu'on se trompe. Les corps » durs appliqués sur les gencives, loin de les ramollir, » les rendent calleuses, les endurcissent, préparent un » déchirement plus pénible et plus douloureux. »

Nous citons ce passage d'un philosophe qui avait la science de l'hygiène innée, pour mettre en garde les familles où on a l'habitude de donner aux enfants, à l'époque de la poussée dentaire, des objets durs à mâchonner : hochets en os, en ivoire, en bois tendre, ou simplement des tampons d'étoffe. Pour en finir avec les dents de la première dentition, il nous reste à parler de leur *carie*.

Il faut soigner les dents de lait. — Les dents de lait peuvent se carier et se carient même très souvent, cela vient de l'habitude qu'ont certaines nourrices trop complaisantes de donner des quantités de bonbons et de sucreries aux enfants.

Les bonbons, sous n'importe quelle forme, sont nuisibles aux dents d'abord, à l'estomac ensuite.

Quand les dents de lait sont cariées, il ne faut pas les négliger sous prétexte que leurs jours sont comptés et leur utilité passagère.

D'abord elles font souffrir les enfants, ensuite elles sont capables de leur donner des fluxions.

Il faut donc les faire soigner, obturer même, car certaines doivent rester plusieurs années dans la bouche du bébé, et leur rôle pendant ce temps est aussi utile que celui des dents permanentes pendant le reste de la vie.

La chute précoce des dents de lait peut compromettre la dentition de l'adulte au point de vue de la régularité de la denture.

Combien de jeunes filles et de jeunes gens doivent l'irrégularité de leurs dents définitives à la négligence et au manque de soins des dents de lait !

S'il est des cas où leur conservation est impossible et leur extraction nécessaire, ces cas sont très rares, et il n'en est pas moins vrai qu'il faut faire tous les efforts pour les conserver jusqu'à l'âge de la seconde dentition. C'est l'affaire d'un bon spécialiste. Consulté à temps, il saura prendre les précautions nécessaires pour conserver ces dents de lait de telle manière que la poussée de la seconde série, qui se guide sur la première, se fasse pour le mieux et fournisse deux rangées de dents régulières, bien alignées et saines. On ne doit les extraire que lorsqu'elles risquent de donner aux dents définitives une direction défectueuse par manque de place, par exemple.

DEUXIÈME DENTITION

DENT DE SIX ANS

Au moment où l'enfant commence à faire ses dents définitives, il en est une sur laquelle nous tenons à attirer particulièrement l'attention, c'est la dent dite de six ans, qui pousse parfois à sept ans, ou première grosse molaire.

Ces dents se carient dans une proportion de 70 à 75 %. En voici la raison :

Au début de leur formation à l'intérieur de la mâchoire, les dents sont constituées par un épaississement des tissus mous, pulpeux, qui ne s'incrustent de sels calcaires et ne se recouvrent de substances dures (ivoire, émail) que progressivement, au fur et à mesure que l'organisme de l'enfant se fortifie et devient capable de fournir ces substances.

Or, la dent de six ans se calcifie à une période très précoce du système dentaire. Cela revient à dire qu'elle commence à acquérir sa constitution définitive dans un organisme encore trop jeune.

Les tissus durs, émail, ivoire, sont donc d'une plus grande délicatesse que ceux des dents voisines qui se calcifient plus tard, alors que l'organisme est plus résistant. Aussi les humeurs caustiques de la bouche ont-elles une prise plus facile, attaquent-elles plus rapidement cette dent, d'où la fréquence de la carie.

Cette dent cariée, négligée, peut avoir des conséquences très dangereuses pour le jeune enfant.

Conséquences fâcheuses de la carie de la dent de six ans négligée. — Le microscope a en effet décelé, dans la pulpe de cette dent, une quantité énorme, par rapport aux autres dents, de vaisseaux nourriciers sanguins et lymphatiques.

Plus tard cette pulpe possède la consistance de la pulpe des autres dents, mais à la période d'éruption et pendant quelques années jusque vers l'âge de huit ou neuf ans, la pulpe de cette dent est le siège d'une circulation sanguine très intense.

Au-dessous de l'ivoire on trouve comme une sorte d'éponge prête à attirer et à drainer toutes les substances qui se trouvent à sa portée, pour les entraîner ensuite dans le torrent circulatoire.

Supposons cette dent cariée, assez profondément.

Une grosse partie de la pulpe est en contact avec la salive. A ce moment il y a donc une porte d'entrée prête à laisser passer dans le sang de l'enfant tous les microbes qui pullulent dans notre bouche.

En effet, je vous ai déjà dit qu'on trouve à l'état permanent, dans cette partie de notre corps, les microbes réputés les plus dangereux.

Dans une bouche saine, ces microbes sont impuissants parce que notre organisme se défend et résiste à leur menace d'invasion.

Il n'en est plus de même lorsque la dent est cariée.

L'ennemi trouve là une porte d'entrée pour envahir l'organisme. A l'âge adulte, les moyens de défense sont plus puissants : nous avons des cellules qui sont chargées de faire la police de ce qui doit circuler dans notre sang, et qui arrêtent les microbes dangereux en les croquant, c'est la fameuse théorie de la phagocytose, gloire de Metchnikoff.

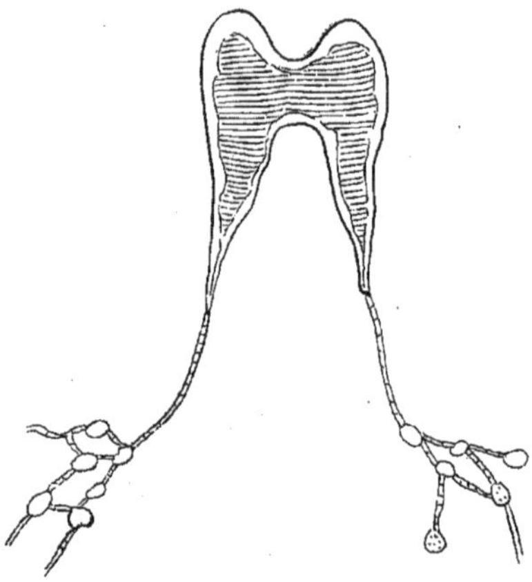

Schéma d'une dent saine
et de ses lymphatiques et ganglions.

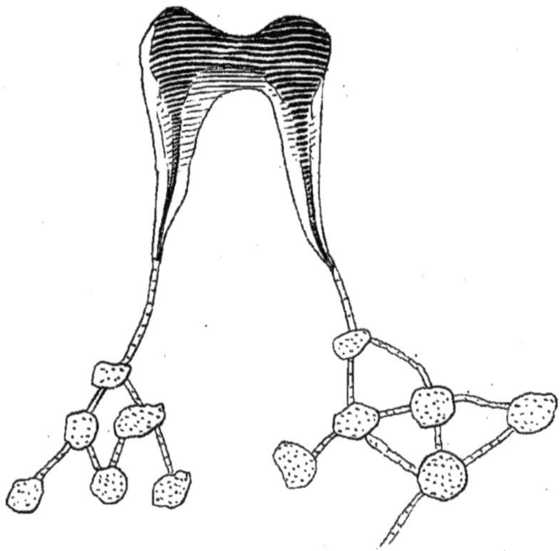

Schéma d'une dent cariée
montrant l'inflammation des ganglions.

Adénites ou inflammation des ganglions. — Mais chez les enfants, la résistance est moins grande, les moyens de défense moins puissants, et les microbes dangereux trouvent sur ce point carié un terrain facile à leur évolution. Les lymphatiques, dont nous parlions plus haut, se rendent dans le cou. Ils vont à des sortes de relais, situés sur leur trajet, et qu'on appelle *ganglions*. A l'état sain, ces ganglions sont imperceptibles et insensibles.

Mais lorsque les lymphatiques leur apportent des motifs d'inflammation, je veux dire les microbes qui ont pénétré dans la lymphe et qu'elle charrie, aussitôt les ganglions augmentent de volume, jusqu'à prendre des proportions inquiétantes.

Il nous a été donné plusieurs fois de voir des jeunes malades dans ce cas. Leur cou, en quatre ou cinq jours, dans la région sous-mentonnière, doublait ou triplait de volume.

Il n'y avait presque pas de douleur. A l'examen, nous avons toujours trouvé la dent de six ans cariée.

Des pansements appropriés amenaient en deux ou quatre jours la disparition de cette grosseur du cou.

Un diagnostic erroné, un examen peu attentif peuvent faire prendre cet engorgement ganglionnaire, d'origine dentaire, pour des glandes scrofuleuses ou tuberculeuses.

Cette erreur a été commise souvent et se commet encore.

On devine quelles conséquences déplorables pour le traitement du petit malade et pour la tranquillité des familles il peut en résulter.

Étant chez M. Evans; on nous amena un jour une fillette de huit ans, atteinte d'une semblable grosseur au cou. La famille, très inquiète, l'avait montrée au médecin de la famille qui parla d'incision du cou, de grattage des ganglions, avec, comme conséquences, des cicatrices indélébiles pour l'avenir.

Il s'agissait simplement de la carie des deux dents de six ans, gauche et droite. En cinq jours les pansements sur les dents amenèrent la disparition de la grosseur. Nous avions évité qu'on ne fasse plus de mal qu'il y en avait Il vaut donc la peine, en pareil cas, d'examiner très sérieusement les enfants.

Pour mieux faire ressortir le danger de la carie de la dent de six ans négligée, je tiens à donner un aperçu des conséquences les plus graves qu'elle peut avoir, conséquences heureusement rares, mais possibles.

Tableau de ce qui peut arriver lorsque la dent de six ans est négligée. — On a vu cette carie produire l'inflammation des glandes salivaires et en particulier de la plus considérable : la glande parotide. On a vu des abcès phlegmoneux du cou, des inflammations de l'œil et paralysies du globe oculaire ; des névralgies et paralysies faciales ; la propagation de l'infection par l'arrière-gorge à l'estomac et aux poumons, provoque ainsi des gastrites, des pneumonies et broncho-pneumonies ; l'inflammation des cavités osseuses creusées au sein même du maxillaire supérieur, inflammation appelée sinusite, et qui, redoutable par elle-même, l'est encore bien plus par les connexions intimes des sinus avec les méninges et le cerveau ; enfin je cite spécialement à cause de sa fréquence, une complication très douloureuse et dangereuse, le phlegmon infectieux du plancher de la bouche ou angine de Ludwig.

A part cette dernière, ces conséquences graves sont heureusement rares. Loin de notre pensée de vous effrayer par une énumération féroce, nous voulons vous mettre en garde contre le danger de négliger la dent de six ans, et nous avons insisté sur les troubles fréquents. Quant aux accidents redoutables, il suffit qu'ils se produisent quelquefois pour que nous les mentionnions à titre d'avertissement.

C'est aux parents et aux jeunes mères qui ont la responsabilité de l'hygiène de leurs enfants à se garder de les exposer à un danger par négligence pure.

Avec un raisonnement sage, une fermeté suffisante et d'à-propos, on peut tout obtenir des enfants. Un des devoirs des parents consiste à penser surtout pour eux, à écarter les dangers de leur route jusqu'à l'âge où leur intelligence, leur volonté et leur éducation peuvent suppléer à l'expérience de leurs aînés. Avouez que pour que la dent de six ans m'inspire de si profondes réflexions, il faut qu'elle en vaille la peine !

Au cas où la dent de six ans ne pousserait pas droite, on devra faire le nécessaire pour rectifier sa position.

QUELQUES MALADIES FRÉQUENTES

DE LA BOUCHE ET DES DENTS CHEZ LES ENFANTS

MALADIE PARASITAIRE

LE MUGUET

MUGUET

Le muguet, appelé aussi stomatite crémeuse, ou millet, ou encore blanchet, est une maladie parasitaire caractérisée par le développement sur les muqueuses, et spécialement sur la muqueuse buccale et le pharynx, de plaques blanches crémeuses contenant une moisissure, un parasite « l'oïdium albicans » ou « saccharomyces albicans ».

Nous n'avons pas en vue ici le muguet des adultes, des vieillards, des tuberculeux, des typhiques épuisés, ce muguet qui est l'indice d'un état général bien inquiétant, mais bien le muguet des enfants, ainsi nommé parcequ'il rappelle, par son aspect, la petite fleur blanche, « convallaria maialis ».

Le muguet se présente sous l'aspect de petites plaques blanchâtres qui apparaissent sur la face dorsale de la langue, vers les trois ou quatre premières semaines de la vie. D'abord isolées les unes des autres, elles se rapprochent peu à peu jusqu'à se confondre, puis elles atteignent les bords de la langue, la face interne des joues, les lèvres et enfin peuvent gagner le tube digestif et l'estomac. Cette affection se rencontre généralement chez les nouveau-nés faibles, et surtout allaités artificiellement avec des biberons malpropres. On l'observe encore lorsqu'on emploie des bouts de seins, des téterelles pour aider l'allaitement au sein, lorsque enfin le lait de la nourrice n'est pas normal.

Le nouveau-né atteint du muguet, crie, gémit, prend difficilement le mamelon et finalement refuse le sein.

Si le muguet gagne le tube digestif et l'estomac, l'enfant est atteint de vomissements, de diarrhée, qui, dans les cas graves, sont accompagnés de refroidissements, d'ulcérations de la peau, d'entérite.

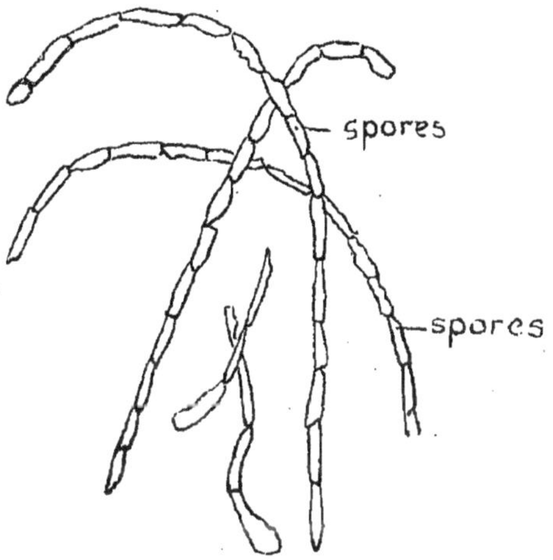

Filaments du muguet vus au microscope.

Les glandes de l'estomac ne pouvant plus sécréter le suc gastrique, la digestion n'est plus possible, l'enfant dépérit.

Que va-t-on faire ?

La première précaution à prendre consiste à isoler l'enfant.

Puis on prendra des précautions antiseptiques rigoureuses pour le sein de la nourrice, le biberon, la bouche de l'enfant. Les alcalins forment la base du traitement, le muguet se développant surtout en milieu acide. On frottera le sein avec un linge très fin imbibé d'une solution alcaline d'eau de Vichy, avant et après chaque tétée.

Le borax paraît un excellent antiseptique pour le muguet. On désinfectera avec soin le biberon. On peut badigeonner la bouche de l'enfant avec un pinceau imbibé d'un collutoire formé de miel et de borax à parties égales. Enfin, on ne doit pas hésiter à changer la nourrice, le cas échéant.

Si le muguet se propageait à l'estomac, il est bon de donner à l'enfant, avant la tétée, deux cuillerées à café d'eau de chaux ou d'eau de Vichy.

Le muguet est, en général, facile à reconnaître ; il ne faut pas le confondre cependant avec les petits grumeaux, les enduits de lait caillé qui séjournent après les tétées en différents points de la bouche. Dans le doute, on frotte légèrement ces grumeaux qui disparaissent, montrant, au-dessous, une muqueuse normale, tandis que dans le muguet, la muqueuse est rouge vif. Enfin, on a toujours la ressource du microscope, en cas de doute.

Le muguet est contagieux chez les nouveau-nés. Les mauvaises conditions hygiéniques favorisent cette contagion. Dans les crèches, le muguet revêt parfois un caractère épidémique. Il sévit surtout sur les enfants de deux à vingt deux mois qui sont faibles et ne présentent pas assez de résistance contre les conditions défavorables de leur alimentation.

En général, le pronostic est très bénin. Avec des soins de propreté énergiques concernant le biberon, le sein de la nourrice et la bouche de l'enfant, on obtiendra presque toujours la guérison.

MALADIES INFECTIEUSES

APHTES

STOMATITE

PÉRIOSTITE ALVÉOLO-DENTAIRE

LES APHTES

Sur la muqueuse des lèvres, à la pointe et au bord de la langue, sur les bords internes des joues et du palais, apparaissent parfois des taches rouges sur lesquelles se développent des vésicules analogues aux vésicules d'herpès. Ces vésicules se remplissent d'un liquide et lorsqu'elles se rompent, elles mettent à nu la muqueuse.

Telle est la forme la plus fréquente de l'aphte.

Symptômes de la maladie. — Au début, rougeur en un point, formation de la vésicule : c'est la première phase. Ensuite rupture de la vésicule ; deuxième phase : c'est la plus douloureuse.

C'est à ce moment que la sensation de brûlure est des plus désagréables, l'haleine est fétide, la salivation abondante.

La succion chez l'enfant devient si pénible qu'il repousse le sein.

Beaucoup d'adultes ont déjà éprouvé cette affection et savent que la douleur rend la mastication impraticable.

Que dire alors du bébé qui n'a aucun moyen de défense? Aussi chez l'enfant la succion devient impossible. La chaleur de la bouche est constante, et le contact des lèvres de l'enfant peut causer des excoriations au sein de la nourrice.

On rencontre les aphtes dans la bouche des enfants faibles, lymphatiques, qui n'ont pas une alimentation parfaite, qui ont à souffrir de logements mal aérés et insalubre. Ce sont là des causes générales. Quant aux causes particulières, il y a surtout l'éruption des dents.

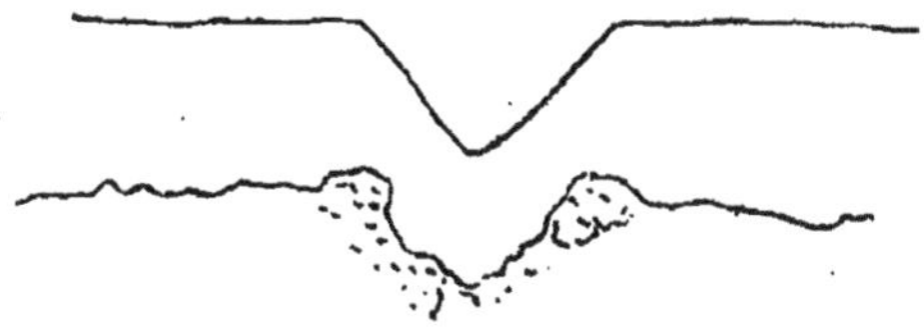

Coupe de la muqueuse montrant un aphte creusé en volcan.

Traitement. — Le traitement consiste à lotionner la bouche avec des émollients. Le salicylate de soude à 20 % a donné de très bons résultats.

On pourra toucher les ulcérations légèrement au nitrate d'argent ou à la teinture d'iode. Chez l'enfant il est très difficile de prescrire des gargarismes, car même lorsqu'ils sont un peu grands, on aurait de grandes chances pour qu'ils avalent toute la potion au lieu de la rejeter.

On se contentera de toucher les parties malades avec un coton imbibé des liquides dont je viens de parler, cinq ou six fois par jour.

La fièvre aphteuse est due à un microbe. — A côté de cette forme d'aphte, la plus commune, la plus fréquente et presque toujours bénigne, il est nécessaire de parler de la fièvre aphteuse, qui est une affection beaucoup plus grave, appelée aussi stomatite aphteuse et qui semble être une affection microbienne contagieuse.

Si le microbe de la fièvre aphteuse n'a pas encore été trouvé, l'évolution de la maladie, les causes et les moyens employés pour la combattre prouvent son existence.

On a publié des faits qui paraissent établir d'une façon positive que la fièvre aphteuse de l'espèce bovine ou *cocotte, clavelée, piétin*, dans l'espèce ovine, qui sévit à l'état épidémique, coïncide avec la fièvre aphteuse des enfants et des adultes.

La preuve fut faite en 1854, par trois vétérinaires allemands expérimentant sur eux-mêmes. Ils burent volontairement du lait de vache atteinte depuis quelques jours de fièvre aphteuse et furent pris rapidement de fièvre et d'éruption aphteuse sur la muqueuse buccale.

La fièvre aphteuse n'est pas bénigne, chaque année un certain nombre d'enfants succombent à cette maladie. Il y a eu des cas où la maladie gagnait l'estomac et l'intestin.

Traitement de la fièvre aphteuse. — Pour se préserver de la contagion animale, on aura recours au lait stérilisé.

Il faut comme pour la tuberculose, faire bouillir le lait destiné à l'alimentation. Comme traitement, toujours l'antisepsie. Le salicylate de soude en solution concentrée, 20 °/₀, a donné des résultats surprenants et rapides ; en quelques heures, il a fait disparaître la cuisson si douloureuse de la stomatite, qui est la torture des malades.

On peut aussi employer l'acide borique, l'acide chlorhydrique et toucher les endroits ulcérés avec la teinture d'iode.

Les personnes qui sont passées parfois dans les communes où sévissait la fièvre aphteuse, ont pu remarquer les écriteaux qui prévenaient le public que dans la région traversée, une épidémie de fièvre aphteuse sévissait chez les animaux de la contrée.

STOMATITES

Les inflammations de la bouche qui sont les plus fréquentes sont appelées sous le terme général de « stomatites ».

Nous n'avons pas l'intention de faire une histoire détaillée des diverses stomatites, ce qui nous entraînerait au-delà du but de cet opuscule, nous parlerons simplement de la stomatite infantile, celle qui intéresse plus spécialement les jeunes mères de famille.

Symptômes de la stomatite infantile. — Dans les *aphtes*, nous avions, au point de vue aspect de la maladie, une vésicule, une sorte d'ampoule qui, en crevant, en se dépouillant de sa membrane, laisse à vif la muqueuse. Ici nous avons des plaques rougeâtres, quelquefois saillantes, qui envahissent une grande partie de la bouche. Ces plaques peuvent être superficielles, parfois elles sont profondes et peuvent même aller jusqu'à la gangrène. La salive est abondante chez l'enfant atteint de cette affection, et, lorsqu'elle coïncide avec l'éruption des dents, elle s'accompagne de fièvre.

La stomatite peut être le résultat d'une succion trop forte de l'enfant cherchant à téter un sein trop ferme ou un mamelon qui n'est pas assez développé Il suce alors sa muqueuse, d'où inflammation.

Causes fréquentes des stomatites. — On rencontre des stomatites chez les enfants de un à deux ans. Au moment de la première dentition c'est généralement une stomatite aphteuse.

Puis de six à quinze ans, la deuxième dentition peut donner une stomatite plus compliquée. Enfin l'éruption de la dent de sagesse occasionne souvent une inflammation de la bouche. Les abcès occasionnés par les caries, les chicots pointus, l'accumulation du tartre peuvent engendrer des stomatites.

Traitement. — Comme traitement on emploiera des lotions émollientes, des antiseptiques. Le chlorate de potasse fait des merveilles dans les inflammations buccales parce qu'il est éliminé par les glandes salivaires. A côté de ces inflammations de la bouche ayant en cet endroit leur point de départ, nous devons mentionner des stomatites qui proviennent de l'estomac, du tube digestif, d'un mauvais état général.

Dans ce cas, le traitement à employer sera différent.

On s'attaquera à l'affection de l'estomac ou du tube digestif, cause de l'inflammation ; mais un remède efficace à la portée de tout le monde pour l'enfant, c'est l'air pur. Il faut donner du bon air à respirer aux enfants, il faut aérer leurs chambres, c'est là le remède souverain et le plus rationnel.

Dans les cas spéciaux où les stomatites seront occasionnées par des caries, des chicots, des dents déviées, des accumulations de tartre, en soignant chacune de ces causes l'effet disparaîtra immédiatement.

PÉRIOSTITE ALVÉOLO-DENTAIRE

Cette affection ne se rencontre jamais chez l'enfant en bas âge. Elle apparaît vers l'âge de sept ans, au moment où les dents permanentes commencent à pousser. Elle suppose en effet une structure de dent parfaite, des racines profondes et bien plantées, autant de qualités que n'ont pas les dents de lait, qui sont presque superficielles.

A la suite de carie pénétrante, d'une chute, d'une obturation inopportune, d'appareils prothétiques mal ajustés, on voit souvent se déclarer une inflammation de la membrane qui revêt la racine des dents. Cette membrane contient beaucoup de vaisseaux et s'enflamme très facilement.

Elle donne lieu à une douleur sourde au début, plus aiguë à mesure que le mal augmente.

Le signe caractéristique de cette affection est le suivant.

Symptôme caractéristique de la périostite. — La dent est plus allongée que les voisines, elle empêche le contact parfait entre toutes les dents, et cette nouvelle situation provoque une douleur très pénible chaque fois que la dent malade est comprimée par la pression, par la dent homologue. Elle semble repoussée de son alvéole, elle est ébranlée dans sa racine et celle-ci perd momentanément de sa solidité.

Souvent cette inflammation se termine par suppuration ou par un abcès.

Traitement de la périostite. — Que faut-il faire en pareil cas? D'abord ne pas enlever la dent, 99 fois sur 100, il faut la conserver. Si la périostite est due à une carie, on soignera la dent et la périostite disparaîtra avec la cause.

Si elle tient à une obturation mal faite, on donnera au plus vite, issue au gaz de putréfaction et on désinfectera les canaux dentaires

Dans les cas trop douloureux, on fera quelques pointes de feu sur la portion de la gencive malade et une application légère de teinture d'iode.

Mais surtout, nous recommandons aux malades beaucoup de patience, car avec le temps et de bons soins, cette douleur s'amende et la dent retrouve sa solidité primitive.

ÉROSION

Les dents saines sont lisses et presque planes, leur structure est régulière et homogène. Au contraire, on voit parfois des enfants dont les dents sont mal constituées, dont la structure est irrégulière.

La couronne de ces dents est comme usée, rongée sur une partie de sa hauteur. La surface de l'émail présente des solutions de continuité, des éraflures, de telle sorte, qu'en certains points, l'ivoire est à nu.

Cela s'appelle l'érosion des dents.

Il est difficile de savoir sous quelle influence se produit ce vice de structure.

Dans notre travail sur les *Malformations dentaires des rachitiques*, nous avons déjà traité cette question tout au long.

Le plus souvent cette affection est une conséquence de l'éclampsie infantile, ou des fièvres infectieuses, elle représente un vice dans la nutrition de l'enfant à un moment donné, elle correspond à un trouble profond de l'organisme. Comment traiter ces dents?

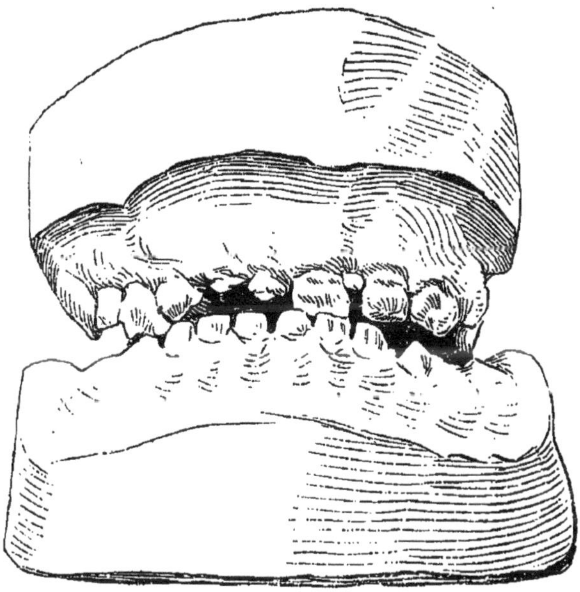

Dents rachitiques atteintes d'érosion.

Il est d'usage que le médecin appelé à donner son avis sur une affection en donne aussi le remède.

Vraiment nous sommes très embarrassés pour proposer un remède en pareil cas.

On conseille souvent les phosphates et les médications phosphatées.

Les phosphates peuvent donner des résultats dans le rachitisme, dans les maladies où le système osseux en général a besoin d'être renforcé, à condition d'être employés pendant des années.

Mais nous doutons de son efficacité au point de vue de l'érosion des dents. Les dents atteintes d'érosion resteront toujours dans cet état.

Nous connaissons plusieurs cas où cette affection est héréditaire. Les dents demandent à être surveillées plus attentivement, car n'étant pas recouvertes d'une couche égale d'émail, elles sont sujettes à se détériorer, à se carier plus facilement que les dents normales.

Il faut donc en avoir grand soin et guetter pour ainsi dire comme à l'affût les premiers signes de carie pour recourir immédiatement à un bon spécialiste.

DÉVIATION DES DENTS

Vers l'âge de douze ans, l'enfant a fini sa dentition, mais il arrive très souvent que les dents ne sont pas sur une même ligne, soit par insuffisance de place respective, soit que certaines dents aient empiété sur la place de leurs voisines, soit enfin que le développement des mâchoires, la courbure des maxillaires n'aient pas une dimension suffisante.

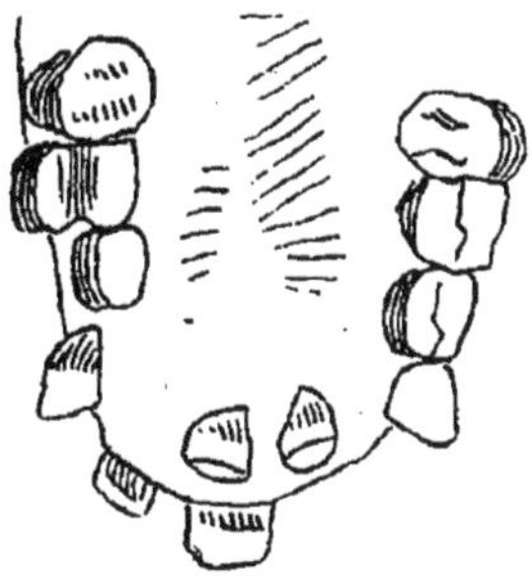

Déviation de dents au palais supérieur.

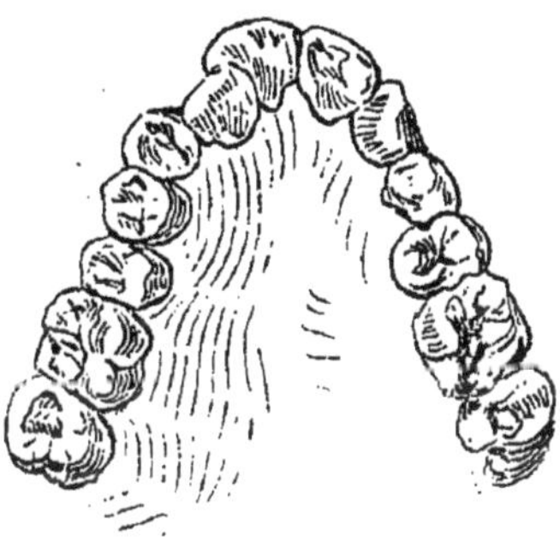

Maxillaire supérieur avec déviation.

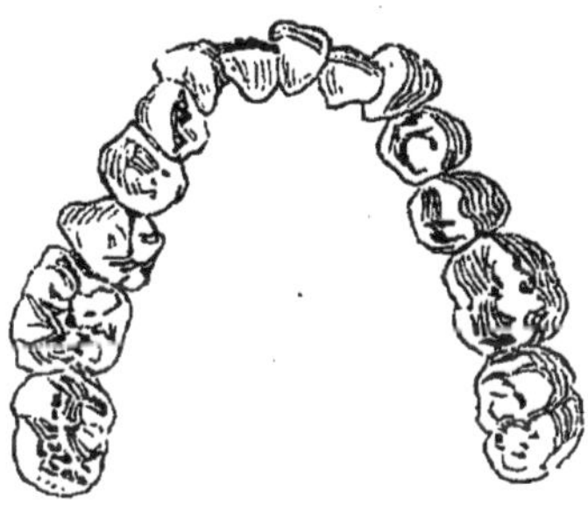

Maxillaire inférieur en V.

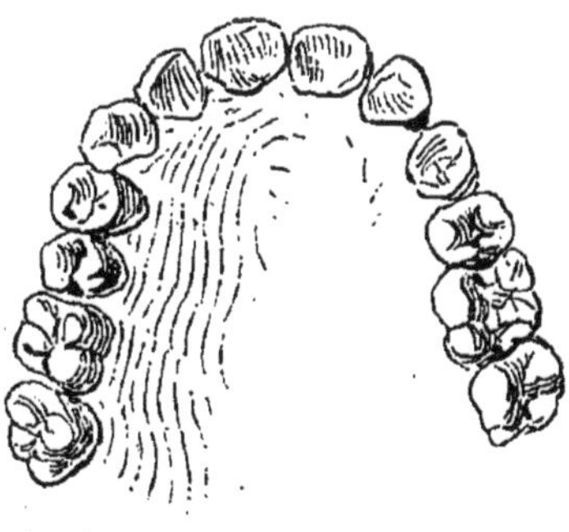

Maxillaire redressé.

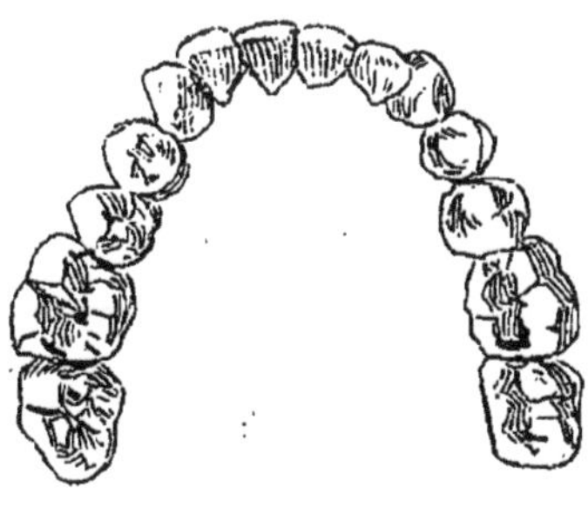

Maxillaire inférieur redressé.

Par suite de ce manque d'espace, les dents poussent comme elles peuvent, elles s'imbriquent, et on ne tarde pas à observer une déviation générale des dents, déviation qui, dans certains cas, présente l'aspect d'une véritable difformité.

Dire qu'avec un appareil masticateur dévié, on ne puisse pas manger ou que la santé générale du sujet puisse s'en ressentir, serait une exagération.

On voit chaque jour des personnes avec des dents très déviées dans la bouche, n'en ressentir aucune gêne. L'esthétique seule est en jeu. C'est ici que l'art dentaire intervient brillamment et donne la mesure de ses ressources.

Or, elles sont infinies.

Les dents déviées détruisent l'harmonie du visage. — L'harmonie et la beauté du visage ne sont-elles pas détruites par un sourire qui découvre des dents affreusement déviées ou éversées ? De belles dents bien rangées, bien plantées, ne donnent-elles pas un charme au visage le plus ingrat ?

Certains parents ne se rendent pas compte de ces détails, qu'ils ignoraient eux-mêmes. Ils ne s'en aperçoivent pas assez tôt et cependant leur devoir serait d'aviser leurs enfants.

L'homme a encore la ressource de ses moustaches, qui parfois voilent discrètement ses dents déviées ou cariées.

Mais chez la jeune fille, ces déformations, tolérables jusqu'à un certain âge, deviennent des difformités à une période de la vie où tout doit concourir à la beauté et à la perfection de l'être. La coquetterie n'est plus ici le mot à prononcer. C'est une question d'hygiène et de bon sens pratique, puisque le jeune homme ou la jeune fille atteint de cette difformité se trouve, à un certain point de vue dans un état d'infériorité sociale auquel il est très facile de remédier. Vers l'âge de douze à treize ans, lorsque les enfants sont atteints de cette affection, ils doivent être conduits chez le spécialiste et le port d'un appareil ni douloureux ni fatigant et à peine visible pourra, dans l'espace de deux à cinq mois, remettre les dents dans leur situation normale.

Ce traitement donne des résultats d'autant plus éloignés et difficiles à obtenir qu'il est employé plus tardivement, car les rebords de l'os qui supportent les dents n'ont pas encore atteint, à l'âge de douze ou treize ans, la dureté qu'ils acquièrent dans l'âge adulte. Il faut donc veiller à s'y prendre de bonne heure.

TARTRE

Le tartre est un dépôt salin qui se forme autour du collet des dents, c'est-à-dire à la base de la couronne, plus souvent sur les dents inférieures que sur les supérieures. Il constitue là un corps étranger qui se place entre la gencive et la dent et provoque en cet endroit des troubles sérieux. On le rencontre surtout chez les arthritiques et les goutteux.

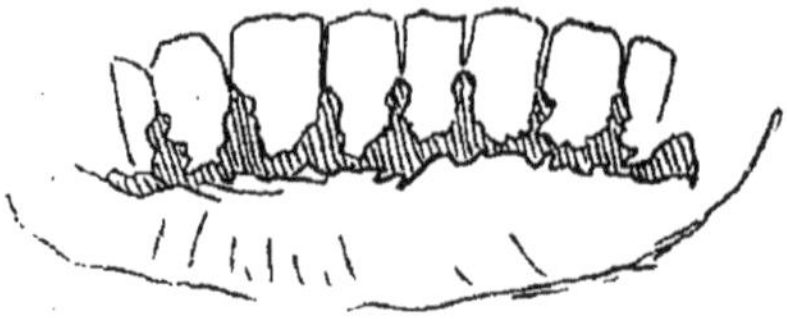

Accumulation de tartre.

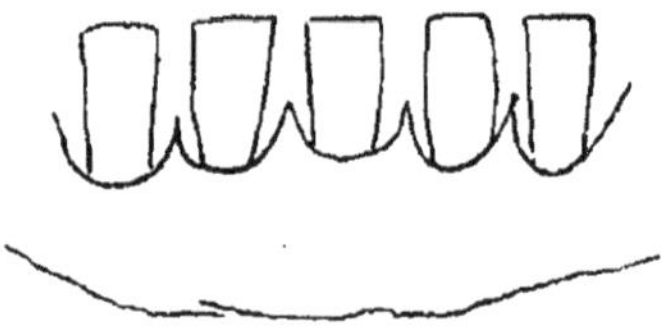

Schéma montrant le déchaussement des dents
par accumulation du tartre.
La gencive ne serre plus la dent au niveau du collet.

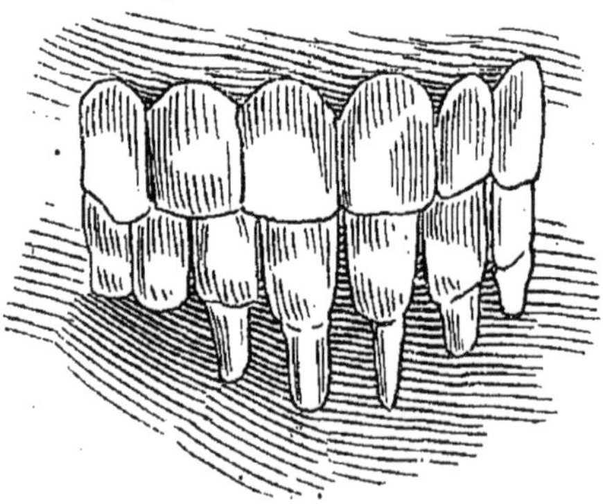

Dents saines.

Dents déchaussées.

Gencive.

Déchaussement des dents par suite d'accumulation
de tartre et d'inflammation chronique des gencives.

Le tartre est funeste pour les gencives. — Il provoque une inflammation de la gencive qui a des tendances à se résorber, à diminuer, et, petit à petit, cette inflammation met à jour une partie de la racine de la dent.

Il en résulte un déchaussement lent mais progressif qui peut aller, par suite d'un ébranlement permanent, jusqu'à la perte des dents.

Le tartre occasionne toujours par sa présence dans la bouche, une odeur désagréable à l'haleine.

Le tartre est rare chez les enfants, on peut dire qu'il existe presque toujours chez les adultes ; surtout chez les tempéraments arthritiques.

Nous n'avons pas l'intention d'étudier les causes de sa présence, ni sa composition chimique.

Il suffit de savoir qu'il se forme, mais qu'il ne doit pas séjourner dans la bouche.

Le tartre ne peut disparaître avec les brosses à dent. — L'usage de la brosse la plus dure n'a aucune action sur lui.

Les dépôts de tartre sont de véritables incrustations calcaires, et non de la poussière ou des détritus alimentaires. Il n'est pas une personne à qui le spécialiste enlève son tartre, qui ne lui dise : « Mais, Docteur, je me nettoie la bouche deux et trois fois par jour, je ne puis enlever ce tartre. »

Cela est très juste. Le spécialiste seul peut modifier cet état de choses.

Il faut un opérateur habile et des instruments spéciaux pour détacher le tartre.

Les dépôts de tartre sont quelquefois si résistants qu'ils ressemblent à de véritables petits blocs de pierre.

L'opérateur doit user d'habileté et non de force pour les détacher.

Dans la bouche, la plupart des opérations nécessitent la douceur et la patience, plutôt que la force et la rapidité.

Il faut surtout détacher le tartre qui est situé profondément et ne pas se contenter de détacher celui qui se voit autour de la dent.

Le dépôt le plus nuisible pour elle est celui qui est recouvert par la gencive et qu'il faut aller détacher avec un instrument spécial et beaucoup d'adresse. Il ne faut pas s'inquiéter des hémorragies momentanées qu'occasionne le déchirement des tissus qu'on ne peut éviter.

Ces légères blessures locales, absolument indolores quand la main est habile et expérimentée, n'offrent aucun inconvénient, leur cicatrisation se fait en vingt-quatre heures, et la gencive reprend vite ses forces à cet endroit.

Un nettoyage par an suffit : dans les cas anormaux, deux peuvent être nécessaires. L'émail ne souffre pas à la suite de cette opération.

Le voisinage du tartre est plus nuisible pour l'émail que celui d'un instrument qui, en des mains habiles, n'attaque pas ce tissu.

CARIE DES DENTS

L'immense majorité des humains a des dents cariées.

Il est rare de rencontrer une bouche qui n'ait eu une carie soignée, ou dans laquelle on ne puisse en découvrir une que le sujet ne soupçonne pas.

D'abord, l'émail se prend en un point quelconque.

Puis l'ivoire et enfin la pulpe.

Ces trois états représentent les différentes formes de la carie des dents.

Une dent dont l'émail est attaqué, mais qui est soignée au début de cet accident, n'a aucune chance de voir son ivoire envahi et encore moins sa pulpe.

La difficulté est de dépister cette petite pointe de carie. Et pour cela il n'y a que le spécialiste qui peut y arriver par une visite minutieuse de l'appareil masticateur.

Analogie entre les degrés de la carie dentaire et les degrés de la tuberculose. — Il se passe ici, dans un autre ordre d'idée, ce que l'on rencontre chez les tuberculeux.

La tuberculose est une maladie curable et guérissable qui présente trois stades. La difficulté est de la dépister au début.

Combien de pauvres ouvriers qui arrivent à la visite des dispensaires ou des hôpitaux, alors qu'ils sont déjà à la période des cavernes, c'est-à-dire à la troisième période, et qui auraient pu, avec des égards et des soins, prolonger leur vie de plusieurs années, si on eût pu les visiter alors qu'ils n'étaient encore qu'à la première période.

La comparaison est un peu exagérée, mais elle est absolument juste, et une dent qui sera examinée et soignée à la première période n'arrivera pas à la troisième. Malheureusement il est bien rare qu'un malade vienne consulter le spécialiste pour une carie à sa première phase.

Généralement le sujet néglige les symptômes du début et les douleurs qui en sont la conséquence. Les

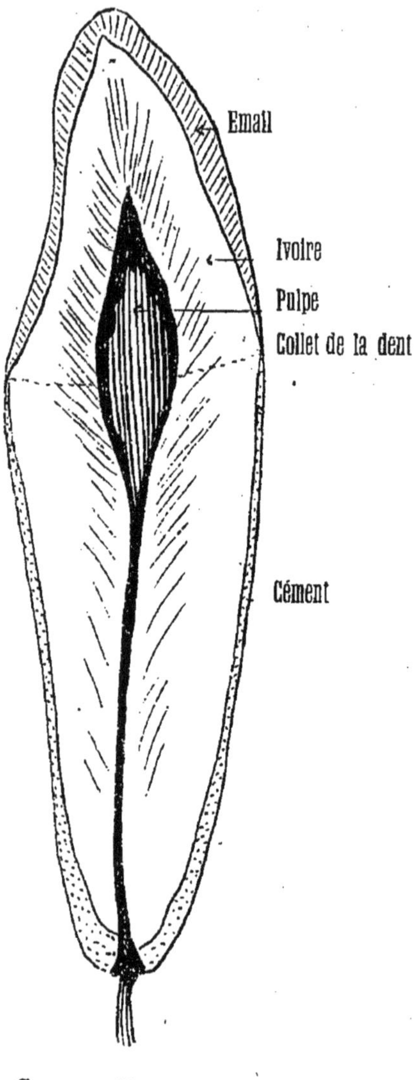

Coupe d'une dent incisive saine.

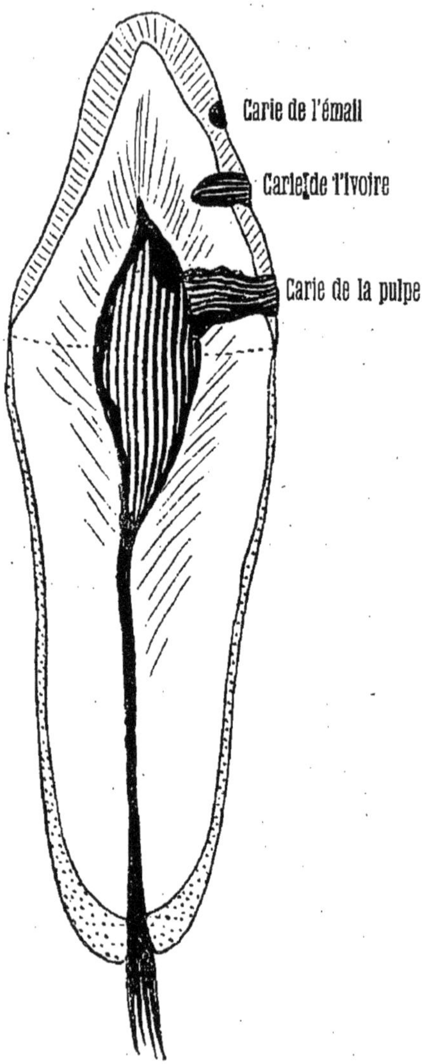

Coupe de la même dent atteinte par les différents degrés de carie.

agacements auxquels sont sujettes les dents atteintes dans leur émail ne sont pas considérés comme des causes suffisantes pour aller chez le dentiste. On attend, on a peur, on croit à une guérison naturelle, et pendant ce temps la deuxième phase se prépare, suivie bientôt de la troisième, et c'est à ce moment que le malade se décide, parce qu'il souffre, à venir chez le spécialiste.

Telle est, 90 fois sur 100, l'évolution de la carie.

Les dentistes sérieux ont pris l'habitude de ne se faire rémunérer que pour les dents malades. Je ne fais pas ici de réclame pour mes confrères, mais si les dents n'ont aucun accident, soyez certains que le dentiste ne pensera pas à creuser des cavités pour le seul plaisir de travailler et d'abîmer les dents.

En Amérique peut-être en est-il ainsi, l'usage des appareils fixes, ou « bridge work », dans la bouche nécessite, en effet, souvent des points d'appui, et alors, gaiement, on perfore les dents saines. Mais en France nous ne nous croyons pas autorisés à de semblables manœuvres.

Si les dents ont un simple commencement de carie, un point, il sera facile au spécialiste de soigner ce mal au début, de l'obturer séance tenante, ce qui évitera au patient les visites répétées et multiples que nécessitent toujours les caries négligées et arrivées à la troisième période. Il se produit dans ce cas une infection qui gagne les canaux des racines des dents. Ces canaux sont des capillaires, nul coton ne peut y pénétrer. Pour obtenir une désinfection complète, pour éviter que les microbes ne puissent s'établir en cavité close et donner lieu plus tard à des fluxions et à des abcès, il faut des pansements multiples, un traitement long et ennuyeux pour le malade qui, très souvent, s'impatiente et abandonne la partie avant de l'avoir gagnée.

Mais, direz-vous, il y a mieux encore que de soigner la carie au début, c'est de l'empêcher de se produire. N'en connaissez-vous pas le moyen ?

Je réponds qu'il est impossible d'empêcher à coup sûr la dent de se carier, comme il est impossible d'éviter à coup sûr la chute des cheveux. Mais, à défaut de remède absolu, il y a des précautions hygiéniques très utiles, même précieuses, et capables d'empêcher très souvent la carie de se déclarer.

Je m'explique. Une chose certaine et reconnue par les gens compétents, c'est que les dents se carient toujours de dehors en dedans, et jamais de dedans en dehors comme on l'avait supposé un moment.

La carie est un produit de fermentation. — D'après les études les plus récentes et les travaux les plus compétents, la carie est un produit de la fermentation des détritus alimentaires se logeant entre les dents ou sur leurs plateaux. Ces détritus sont attaqués par les acides de la bouche, une fermentation se produit en cet endroit, et la couche d'émail, qui est très faible, est peu à peu attaquée. Tel est schématiquement le point de départ d'une carie.

S'il en est ainsi, il y a un moyen simple entre tous pour éviter ces accidents, c'est de se laver. Nous avons toujours conseillé aux malades qui nous demandaient un remède prophylactique contre la carie, *les lavages ou rinçages nombreux de la bouche*.

Nous répétons ici ce conseil.

Lavez-vous la bouche deux, trois, quatre, dix fois par jour, chaque fois que vous avez mangé, des bonbons surtout.

Il faut se laver la bouche après les repas. — Du reste ce conseil qui peut sembler banal n'est pas récent.

Nos pères, qui présentaient à chacun des convives les rince-bouches à la fin du repas, ne faisaient que suivre en cela les principes hygiéniques les plus élémentaires.

Aujourd'hui, cet usage est tombé en désuétude. Il y a eu certainement des abus. Cet acte, au début, devait être fait avec discrétion ; plus tard certains convives profitaient peut-être de ce moment pour faire au nez de leurs voisins une toilette trop minutieuse et trop complète.

Aujourd'hui, on emploie le bol pour se laver les mains à la fin du repas ; ceci est moins sale, mais sûrement moins utile, car notre épiderme est fait pour toucher la plupart des objets qui nous entourent, tandis que nos dents n'ont pas été créées pour l'alimentation bizarre à laquelle nous a obligés le progrès de la civilisation et aussi de la gourmandise humaine.

Il y aurait un moyen qui remplacerait le rince-bouche très avantageusement, ce serait d'avoir une pièce où les personnes pourraient se laver avantageusement et leurs mains et leur bouche après chaque repas.

Du reste, dans certaines familles en Angleterre, l'usage est déjà établi, peut-être franchira-t-il un jour le détroit.

Nous prenons tant de choses inutiles aux Anglais que nous devrions ne pas oublier les plus pratiques et surtout les plus hygiéniques.

Les personnes qui ont des dentiers dans leur bouche ne devront pas craindre de les nettoyer trois fois par jour au moins.

Ces appareils doivent toujours être d'une propreté rigoureuse pour éviter à la muqueuse buccale des accidents d'inflammation. Pour cette opération, l'eau ne doit être ni chaude ni froide, mais à la température de la bouche ouverte qui est d'environ 20°.

Le repas terminé, faites usage d'un cure-dent en plume d'oie, sans toutefois insister outre mesure pour ne pas agacer les dents.

Ensuite, rincez-vous la bouche en vous servant de la brosse. Chaque soir, en vous couchant, lavez votre bouche à fond, car c'est surtout pendant la nuit, quand la bouche est immobile, que peut se produire la fermentation.

Ce régime a parfaitement réussi à tous ceux qui l'ont essayé. C'est un conseil à donner surtout aux enfants qui, en prenant cette habitude dans le jeune âge, la continueront plus tard sans aucun effort. Il faut leur répéter que leur bouche doit être plus propre que leurs mains et leur figure.

Dans les collèges, dans les établissements d'éducation, partout où il y a agglomération de jeunesse, on devrait exiger une *visite obligatoire* de la bouche par trimestre ; je dis bien : *visite obligatoire*. Les jeunes gens négligent leurs dents et attendent pour les faire soigner d'y être contraints par la douleur ; or, à ce moment-là, ce sont des caries compliquées, qu'il serait plus simple d'éviter en les arrêtant dès leur début. On devrait aussi les astreindre à se laver la bouche et brosser les dents matin et soir. Chaque élève aurait son verre et sa brosse sur sa toilette comme objets aussi indispensables que le savon.

Ces vœux, qui peuvent sembler platoniques aujourd'hui, prendront un jour une forme officielle et nous applaudirons de grand cœur.

Y a-t-il un moyen efficace pour empêcher les dents de se carier ?

Oui. Il faut se tenir la bouche continuellement propre. Il ne faut par craindre de la laver aussi souvent que possible, au moins chaque fois que l'on a mangé. Le lavage répété chasse tous les résidus, empêche toute fermentation buccale, due la plupart du temps à toutes les parcelles qui se placent entre les dents.

Pour le nourrisson, on se servira d'un peu de ouate trempée dans une solution boriquée que l'on passera sur les gencives, on évitera ainsi les fermentations dues au dépôt laiteux, fermentations qui peuvent donner lieu à des complications comme nous le verrons plus loin.

Dès l'âge de trois ou quatre ans, on apprendra à l'enfant la nécessité de bien soigner sa bouche par des soins de propreté excessifs, et plus tard, adulte, il accomplira cette leçon de choses avec la même facilité que les plus usuelles de la vie courante.

FÉTIDITÉ DE L'HALEINE

Il n'est pas de jour où le dentiste ne soit consulté au sujet de ce phénomène, si désagréable et si fréquent, mais qui présente des causes aussi multiples.

Lorsque la muqueuse buccale est saine et que les dents sont bien nettes, qu'il n'y a pas de tartre autour des dents, l'haleine n'a aucune odeur désagréable.

Survienne une inflammation (stomatite), une ulcération, comme dans l'aphte, une carie profonde, aussitôt les microbes envahissent les tissus, une fermentation se produit. Voilà les plus banales des causes de la fétidité de l'haleine. Les dépôts de tartre, lorsqu'ils sont exagérés, produisent aussi la fétidité de l'haleine. Mais à côté de ces causes les plus fréquentes, il y en a d'autres qui touchent à la pathologie générale.

Les angines sont causes bien souvent de cette affection. Nous avons vu des cas de fétidité de l'haleine chez un enfant qui avait une bouche parfaite.

Les amygdales causent souvent la fétidité de l'haleine. — Un examen approfondi fit découvrir dans des recoins des amygdales des dépôts de matière caséeuse qui produisaient une odeur des plus désagréables. Depuis on a reconnu dans les amygdales une cause très fréquente de fétidité de l'haleine.

Nous ne pouvons mieux comparer les amygdales qu'à des noyaux de pêche. Les amygdales sont en effet remplies d'anfractuosités dans lesquelles se développent des infections que l'œil du spécialiste peut seul découvrir.

Une affection fréquente chez les enfants est la fétidité des fosses nasales, appelée aussi ozène ou punaisie; cette odeur rappelle, en effet, celle des punaises, et quelquefois en pire. En rappelant nos souvenirs de première jeunesse, il nous revient encore à l'esprit celui d'un de nos camarades d'études atteint de cette affection et que personne ne voulait approcher, tant l'odeur était insupportable. L'été surtout, il remplissait l'étude de ces émanations.

Trousseau cite le cas d'un malade, atteint d'ozène, qu'il reçut chez lui; il dut laisser, plusieurs jours, les fenêtres de son appartement ouvertes.

La dyspepsie, avec ses renvois gazeux, donne lieu aussi à une odeur désagréable.

Les bronchites, la phtisie, s'accompagnent d'une fétidité qui varie selon l'intensité du mal. Les femmes ont, à certaines périodes, l'haleine acide. Chez certaines jeunes filles, atteintes de chlorose, on trouve parfois un état inflammatoire des gencives qui, au réveil, donne une odeur désagréable.

Fétidité caractéristique des diabétiques. — Enfin le diabétique avancé avec gingivite possède une haleine d'un caractère spécial.

On l'a comparée à l'odeur du vin fermenté, aigre, des pommes mûres, de la choucroute, elle a une origine très profonde, elle provient des déchets organiques qui se forment à la surface des poumons et se mélangent avec l'air expiré. Plus tard, avec la gingivite, la fétidité augmente.

En résumé, voilà tout autant de causes de fétidité de l'haleine.

Traitement différent suivant les causes. — Au point de vue du traitement il y aura un intérêt capital à savoir si l'odeur provient de la bouche, du nez, de l'estomac ou des voies respiratoires. Le médecin dentiste consulté pour la bouche, se rendra immédiatement compte si l'affection est de sa compétence, sinon il renverra son malade au spécialiste laryngologiste, ou au médecin suivant l'opportunité.

Les préparations pharmaceutiques destinées à combattre la fétidité de l'haleine sont généralement impuissantes, parfois même elles ne font que compliquer l'affection.

Voici une formule d'une application facile :

Acide thymique.	50	centigrammes.
Alcool	2	grammes.
Eau	1000	—
Borate de soude.	2	—

TRAUMATISME ET FRACTURES DES DENTS

Quelques mots sur les fractures auxquelles sont sujettes les dents des enfants, et ceci peut intéresser les mères de famille, car les enfants au-dessus de cinq ou six ans sont généralement turbulents Ils jouent, ils se battent, ils courent, ils tombent, et une dent est si vite cassée. Que faut-il faire?

Si nous entrions dans le détail de cette question, nous la compliquerions trop, car il n'y a pas une fracture, il y a des fractures de dents et autant de fractures, autant de cas particuliers.

Une dent peut s'ébrécher lentement ou se couper au ras de la pulpe, surtout les incisives médianes, ou au ras de la gencive, c'est-à-dire au collet ou encore dans la racine.

Elle peut ne pas se casser mais subir un ébranlement complet dans sa racine, et dans ce cas, elle peut se reconsolider comme elle peut se nécroser par la séparation de ses connexions vasculaires avec le système général.

Voici tout autant de cas particuliers qui peuvent se présenter et qui nécessitent autant de traitements différents.

Aussi, en présence d'un accident pareil, conseillons-nous immédiatement la visite au spécialiste.

Lui seul peut juger la situation ; son intervention est aussi nécessaire que celle d'un chirurgien lorsqu'on se casse un bras ou une jambe, et elle doit avoir lieu le plus vite possible après l'accident.

Nous avons eu plusieurs cas de fractures de dents qui, soignées et prises à temps, nous ont donné les meilleurs résultats et ont évité aux malades de tristes inconvénients.

Un élève du collège Stanislas vint nous trouver immédiatement à la suite d'un accident en jouant au foot-ball, un coup malheureux lui avait fracturé les trois incisives médianes inférieures.

Des ligatures bien faites et restées à demeure pendant presque deux mois, consolidèrent ses dents, et aujourd'hui il ne reste rien de cet accident qu'un peu de faiblesse; elles sont bien en place et servent à la mastication. Dans certains cas on pensera à la réimplantation.

ACCIDENTS CAUSÉS PAR L'ÉRUPTION DE LA DENT DE SAGESSE OU TROISIÈME GROSSE MOLAIRE.

Nous ne saurions terminer cette étude sans parler des accidents causés par l'éruption de la dent de sagesse, ou troisième grosse molaire. Il y a des accidents légers, bénins, assez fréquents, mais il y en a de sérieux, heureusement rares. La dent de sagesse pousse de 20 à 30 ans, quelquefois 35.

A cette période de la vie, nos os, et en particulier nos maxillaires ont fini leur croissance et surtout leur solidification. Les accidents de la dent de sagesse à la mâchoire supérieure étant très rares, nous ne nous étendrons que sur ceux de la mâchoire inférieure.

Mécanisme de l'accident de la dent de sagesse. — A cet endroit, l'espace laissé à la dent de sagesse est limité en avant par la deuxième grosse molaire et en arrière par le bord antérieur de la branche montante du maxillaire inférieur, c'est cette partie de l'os qui complique l'éruption, suivant qu'il est plus ou moins rapproché de la deuxième molaire.

Le volume de la dent de sagesse vient-il à être en disproportion avec l'espace qui lui est destiné, qu'aussitôt sous la poussée de la dent et surtout des racines, l'os s'enflamme et les accidents éclatent.

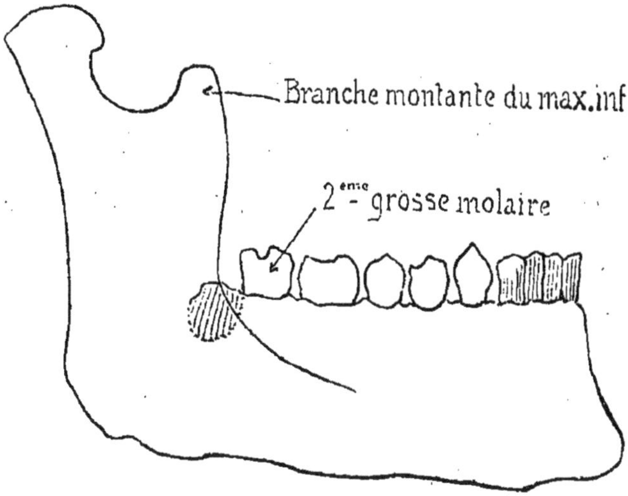

Maxillaire inférieur où la dent de sagesse évoluera difficilement.

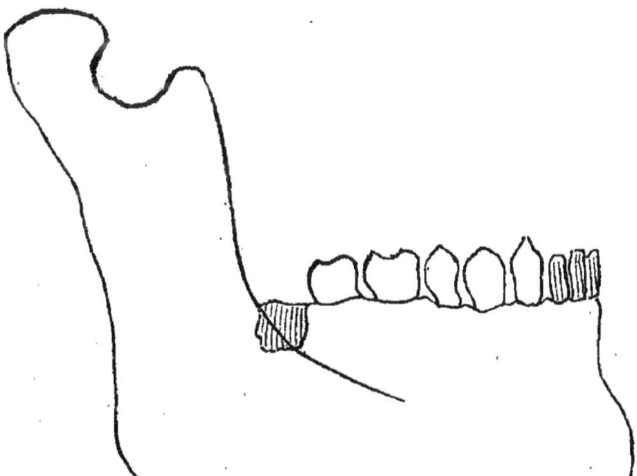

Maxillaire inférieur où la dent de sagesse évoluera facilement.

Quand la nature vient en aide au sujet soit en usant l'os, soit en arrêtant la croissance de la dent, soit enfin en lui donnant une direction anormale, les choses se passent simplement. Mais la dent continuant à évoluer par manque de place, des souffrances et des complications apparaissent.

L'infection est à craindre. — La plus grave est *l'infection.* Pour peu que la dent ait déchiré la muqueuse en un point il se constitue là une petite plaie où les microbes qui pullulent dans notre bouche viennent de suite se loger et nicher.

Or, un des symptômes les plus fréquents dans les accidents de la dent de sagesse est la constriction de la mâchoire. Le sujet ne peut plus ouvrir la bouche. L'inflammation a gagné le masseter, muscle masticateur, et celui-ci se contracte, au point qu'il est impossible d'introduire un doigt dans la bouche du malade.

On se trouve donc en présence d'un foyer d'infection fermé, où la fermentation s'ajoute à l'infection et à l'inflammation et où il est impossible de faire parvenir le moindre traitement antiseptique.

Comme les vaisseaux lymphatiques sont très nombreux en cet endroit, ils charrient les microbes aux glandes voisines, amygdales, glandes sous-maxillaires, et l'infection s'étend au point que l'on a observé des angines, des adénites et même des méningites comme conséquence de cet état de choses.

Les conditions sont toutes différentes à la mâchoire supérieure.

L'espace situé entre la deuxième grosse molaire et le maxillaire supérieur peut être insuffisant pour la dimension de la dent de sagesse, mais ce dernier n'offre pas de résistance à la distension et par suite les accidents sont très rares.

Nous signalons les douleurs névralgiques, à l'oreille, à l'œil et même dans l'épaule et le cou, comme accidents possibles causés par l'éruption de la dent de sagesse.

On voit que cette dent ne mérite pas son qualificatif et que Darwin en faisait avec raison un signe d'infériorité de race qui tend à disparaître.

Les femmes sont moins sujettes que les hommes à ces accidents, parce qu'elles ont des tendances au prognathisme et que dans les races prognathes, l'espace réservé à la dent de sagesse est beaucoup plus important.

Traitement. — Le traitement sera différent suivant les causes des accidents.

Si la gencive seule faisait obstacle à l'éruption, une incision au bistouri sur la partie gênante, des cautérisations au thermo-cautère suffiront; on aura soin de faire des lavages de bouche répétés, avec des solutions antiseptiques.

Si, au contraire, l'éruption de la dent de sagesse est empêchée par le manque d'espace dans la portion osseuse, le sacrifice de la dent de sagesse sera absolument nécessaire.

Quelquefois même on sera obligé d'enlever la deuxième grosse molaire pour pouvoir arriver sur la dent de sagesse. La constriction des mâchoires nécessitera pour ces opérations l'emploi du chloroforme qui permettra, à l'aide d'un *coin* ou d'un ouvre-bouche, l'écartement forcé des mâchoires.

SUBSTANCES NUISIBLES AUX DENTS

Il y a des substances et des aliments qui ont une action funeste sur les dents.

Le sucre vient en première ligne. Les raffineurs, les confiseurs, les cuisiniers, les enfants qui abusent des sucreries, et même les grandes personnes perdent rapidement leurs dents.

Il se produit probablement un phénomène chimique dans la bouche qui transforme le sucre, par suite de fermentation, en acide lactique ou acétique, dont le pouvoir destructif sur les dents est indiscutable.

Les fruits confits, les caramels, le chocolat surtout, sont funestes pour l'appareil dentaire. Ils s'introduisent dans les intervalles interdentaires et en séjournant ils fermentent, s'acidifient et finissent par attaquer l'émail.

Les fruits verts, les acides, le vinaigre sont très mauvais pour les dents. **L'alun** est, à notre avis, l'élément le plus nuisible pour les dents. Il attaque l'émail très rapidement. Les gargarismes à base d'alun employés pour les maux de gorge, où ils font merveille, devront être surveillés.

Les préparations ferrugineuses finissent par noircir les dents.

Le mercure est très dangereux pour les dents, mais surtout pour les gencives. Les ouvriers qui travaillent dans les mines de mercure ont généralement leurs dents complètement déchaussées par les émanations mercurielles qu'ils respirent et qui provoquent un ramollissement des gencives, cause de la chute des dents et des gingivites très douloureuses.

Les doreurs, les ajusteurs au feu, les étameurs de glace, les chapeliers qui manient le nitrate acide de mercure, sont dans le même cas. On devra donc surveiller les préparations mercurielles employées dans certaines maladies, les frictions à l'onguent napolitain, le calomel à haute dose, car toutes ces médications sont susceptibles de causer des accidents à l'appareil dentaire.

Le plomb, tout en produisant des phénomènes d'empoisonnement, a une action funeste sur les dents. Les employés aux fabriques de céruse, les peintres en bâtiment, les typographes, les vitriers, ceux qui fabriquent les cartes glacées, sont sujets aux maux de dents. A l'examen de leur bouche on voit sur le bord des gencives un liseré bleuâtre caractéristique, *liseré saturnin*, et leur haleine est d'une fétidité extraordinaire.

Le phosphore est, de tous les produits, le plus dangereux pour l'individu, car il s'attaque à l'os maxillaire spécialement et produit la lésion connue sous le nom de « nécrose phosphorée ». Elle s'observe surtout chez les fabricants d'allumettes, chez ceux qui imprègnent les bois avec la pâte phosphorée. Il se produit une mortification, une sorte de gangrène osseuse, qui amène la mort une fois sur deux.

Le tabac est il nuisible ou non ? Réponse très difficile. Il est certain qu'il laisse, sur les dents des gros fumeurs, des couches évidentes de nicotine ; qu'il peut être une cause indiscutable d'irritation de la muqueuse, puisqu'il y a dans la bouche les lésions appelées « plaques des fumeurs » et que personne n'ignore le « cancer des fumeurs ». Mais à côté de cela, des expériences intéressantes ont démontré que la fumée du tabac ralentissait le développement des microbes.

On a fait macérer longtemps des dents avec du tabac et de l'eau, on a constaté que son action sur la structure des dents était nulle.

Les fumeurs, sur cette parole, penseront faire de l'hygiène, mais, à notre humble avis, ceux qui s'abstiennent font encore mieux. A quoi sert de fumer?

Soins à donner aux dents pendant les maladies. — On surveillera surtout les dents pendant les maladies. Les malades atteint de fièvre violente, de maux de gorge, ceux chez qui l'alimentation se fait mal, devront être sujet à des nettoyages de bouche assez répétés. Pendant la fièvre typhoïde, par exemple, on aura soin de nettoyer avec un tampon de ouate, la bouche du malade.

Les médicaments ferrugineux, bromurés, les potions, sont autant de substances qui, séjournant dans la bouche, peuvent produire des ravages

Combien de pauvres malades voient leur existence compliquée par des rages de dents. On s'occupera donc des dents des malades qui n'ont pas l'énergie d'y penser eux-mêmes.

COMMENT DOIT-ON OBTURER LES DENTS?

Quand une dent se trouve envahie par la carie, le seul remède consiste en général à la nettoyer et à remplacer la partie perdue par une substance qui tout en protégeant la dent puisse résister à l'effort de la mastication.

Plusieurs substances sont en usage. Il y a l'or, les amalgames, les ciments; nous ne voulons pas donner une description complète de ces substances ni leur emploi dans chaque cas particulier.

En principe nous nous élevons contre l'usage de toute substance autre que les ciments pour toutes les opération à faire sur les dents de devant, incisives du haut et du bas, canines, petites molaires. Les blocs de porcelaine donnent aussi de bons résultats, mais ils ne sont pas toujours possibles. Il faut que les dents restent blanches.

L'or est souvent peu esthétique. — Nous ne trouvons rien de plus affreux, de plus contraire à l'esthétique, que l'abus de ces plâtrages en or si usités et si en honneur en Amérique et en Angleterre.

Combien de visages de femmes ne sont-ils pas défigurés par un sourire qui montre de grosses taches noires, là où leurs dents sont aurifiées.

Nous connaissons nombre d'Américaines et d'Anglaises venues à Paris dans ces conditions et qui, sur nos conseils, n'hésitèrent pas à sacrifier tous ces morceaux d'or appliqués sur leurs dents pour de simples morceaux de ciment. Leurs bouches y perdirent en valeur mais y gagnèrent en beauté.

Nous savons que le grand reproche que l'on a fait au ciment est l'usure. Après trois ou quatre ans, il faut le remplacer, mais il est inutile de toucher à la base qui doit toujours rester immuable. L'usure n'est jamais que superficielle, rapide dans les bouches acides et sur les points où porte la mastication. Le spécialiste pourra réparer cette usure sans toutefois toucher à la base de l'obturation, s'il a su l'accomplir avec toute l'habileté désirable et suivant les meilleures règles de l'art.

L'or, les amalgames peuvent être utilisés sur les grosses molaires, sur les points où se porte le gros effort de la mastication.

Mais on ne doit, en principe, les utiliser que dans le fond de la bouche, dans les points où le regard n'arrive que difficilement.

Avec le temps, ces substances finissent par s'oxyder; même les plus parfaites noircissent.

Leur plus grand défaut est de porter atteinte à la coloration de la dent elle-même qui devient bleuâtre, noirâtre. C'est là une des principales raisons pour lesquelles nous conseillons l'usage du ciment.

DENTS ARTIFICIELLES. — LEUR ROLE

Quand, par suite d'accidents ou de maladies, les dents naturelles sont tombées, on doit suppléer à leur absence par des dents artificielles.

Autrefois, en France, on regardait comme une honte le port de fausses dents ; on n'osait à peine parler de son dentiste. Il n'y a pas longtemps, un soir, nous trouvant dans une réunion, une dame présente, très jolie et très élégante, nous prit à part et, nous montrant au bout de ses doigts une superbe pièce en or de trois dents qu'elle venait de retirer de sa bouche, nous demanda notre avis sur son mode de fixité. Cette conduite est un signe des temps. De nos jours, on ne se cache plus de porter des fausses dents parce qu'on comprend leur utilité, leur nécessité.

Rôle des dents. — Les dents naturelles ont un rôle dans la bouche qui est de soulager et simplifier le travail de l'estomac.

Il ne suffit pas que les aliments soient imbibés de salive et engloutis à moitié mâchés.

Il faut qu'ils soient triturés, réduits à leur plus simple expression pour que l'estomac, dont le rôle est absolument chimique, puisse les digérer et les rendre assimilables.

Les dents doivent simplifier le travail de l'estomac. — Rien n'est plus fatigant pour l'estomac comme d'avoir à compléter ce travail de la bouche. Les acides de l'estomac sont suffisamment puissants pour digérer le bol alimentaire qui lui arrive à l'état de bouillie. Mais lorsque les dents manquent, il est absolument impossible à la bouche de remplir sa fonction. L'estomac reçoit donc des morceaux non triturés ; l'effort qu'il doit produire devient alors supérieur à sa délicate fonction et il en résulte pour l'organisme les maladies inhérentes à cet organe.

Les indigestions, les vomissements bilieux, les dyspepsies, les gastralgies, les crampes d'estomac, la constipation opiniâtre, la dilatation d'estomac surtout, sont autant de troubles qui ne se comptent plus chez les personnes qui ont négligé leur dentition, chez celles qui ont perdu des dents.

Les dents artificielles sont nécessaires. — Il faut donc remplacer les vides de la bouche lorsqu'il y en a, au point de vue de la santé en général et le plus rapidement possible.

Chaque jour le port d'une pièce artificielle dans la bouche de personnes privées, par accident, de dents naturelles, contribue à rendre la digestion plus facile et guérit les dyspepsies les plus rebelles et beaucoup de troubles stomacaux devant lesquels les traitements les plus savants et les meilleures cures d'eau restaient impuissants.

Les dents ont, en outre de leur rôle masticateur, un rôle de soutien.

Leur absence occasionne des troubles dans les muscles des lèvres et des joues.

Il en résulte souvent une chute des lèvres, un déplacement de lignes harmonieuses, difficiles à rectifier plus tard.

La bouche prend une expression maladive et vieille, qui contraste très souvent avec l'âge jeune de la personne.

Dans une bouche parfaite et possédant toutes ses dents, l'effort de la mastication est uniformément réparti sur tous les points de l'articulation. Viennent des vides sur cette même bouche, l'harmonie qui régnait avant est détruite au détriment de l'appareil masticateur.

Si les vides sont à droite, naturellement la mastication se fera du côté gauche ; celui-ci fera plus d'effort, tous les muscles du côté sain prendront plus de puissance et peu à peu l'axe de la bouche se déplacera.

Supposons des vides occasionnés par la chute des molaires, comme cela se voit assez fréquemment. Le sujet se servira alors de ses incisives et de ses canines pour remplacer les molaires, et le menton prendra peu à peu l'attitude du menton en galoche si accentué chez les vieillards.

Chez l'homme, nous le répétons, le port de la moustache peut, jusqu'à un certain point, atténuer les déformations causées par l'absence des dents. Mais, chez la femme, aucune poudre de riz ne saurait redresser une bouche tordue. Il y a là une haute question d'esthétique.

Si nous insistons sur ce point, c'est parce que l'expérience nous montre chaque jour le regret qu'éprouvent beaucoup de personnes à n'avoir pas songé plus tôt à cette solution.

Elles auraient pu ainsi conserver l'expression de leur bouche, devenue irrémédiablement déformée par une attente trop prolongée.

Le « tour » doit être banni pour le travail des dents. — L'appréhension du public disparaît chaque jour de plus en plus pour les dentistes modernes ; elle disparaîtra tout à fait le jour où il saura qu'il y a des opérateurs qui ne se servent pas de cet abominable instrument de torture qui s'appelle le « tour », si électrique soit-il, cause de toutes les souffrances.

Et contre ceux qui prétendent que l'on ne peut obtenir de bons résultats sans cet instrument barbare, digne du temps des croisades et de l'âge de fer, nous sommes prêts à leur montrer les résultats obtenus qui parleront d'eux-mêmes. Nous n'aurons jamais assez de termes de dédain pour cette façon de trépaner les dents, et nous admirons plutôt la patience des malheureux qui tolèrent ce vilebrequin dans leur bouche et endurent les pires tourments.

Peu à peu l'art dentaire devient en France une des nombreuses branches spécialisées de la profession médicale. Il devient l'analogue des autres spécialités que le progrès et le trop vaste domaine de la science à notre époque ont obligé les médecins à créer.

QUELQUES MOTS POUR CONCLURE

En résumé :

Les mères de famille doivent surveiller de très près la dentition des enfants et elles doivent leur inculquer, dès le premier âge, l'habitude d'entretenir leur bouche méticuleusement. Les parents doivent veiller plus tard à ce que, dans les maisons d'éducation où ils placent leurs enfants, l'entretien de la bouche passe au premier rang des soins corporels. Enfin, tous, grands et petits, doivent soigner leur bouche avec beaucoup d'attention.

En vingt-quatre heures nous respirons vingt-cinq mille fois. Lorsque la bouche est négligée, que l'air qui pénètre dans nos bronches et dans nos poumons passe à travers des dents cariées et infectées, on peut imaginer la quantité de microbes que nous sommes susceptibles de faire pénétrer dans nos poumons, et de combien nous diminuons ainsi leur force de résistance.

Chez les Anglo-Saxons les classes les moins aisées pratiquent l'hygiène de la bouche d'une façon bien supérieure à la nôtre.

En Amérique, en Angleterre, on voit communément des ouvriers avec des morceaux d'or sous les dents placés par le dentiste.

Combien en trouverait-on dans ce cas chez nous ? Le marchand de vin a plus de succès.

L'ouvrier, chez nous, est encore persuadé, comme beaucoup de personnes d'ailleurs, que l'on ne doit aller chez le dentiste que pour se faire extraire des dents.

Il ne sait pas assez que toutes les dents peuvent se soigner et doivent se conserver.

Et si les moyens lui font défaut pour aller chez le dentiste, il ne faut pas qu'il oublie que dans tous les services d'hôpitaux et dispensaires il y a maintenant un service spécial pour la bouche et les dents, où il n'a qu'à se présenter pour arriver à ce résultat.

Malheureusement l'ouvrier n'a pas toujours le temps nécessaire pour les soins, et une extraction simplifie tout.

L'école française égale par son travail les meilleures écoles étrangères. — Nous pensons que le jour n'est pas loin où le public français commencera à s'apercevoir qu'il y a une jeune école de docteurs français qui pratique l'art dentaire, école bien digne d'égaler les docteurs étrangers de n'importe quelle faculté américaine soient-ils.

Il est temps que l'on commence à faire cette différence ; les études médicales sérieuses, auxquelles on est astreint en France, sont déjà une garantie suffisante contre les titres pompeux de docteurs étrangers ou autres importations exotiques, gagnés, bien souvent, en un tour de main.

Cette jeune école a une mission sociale qu'elle remplit généreusement en se souciant bien plus de l'hygiène et de la santé publique que de son intérêt personnel.

Rôle de l'hygiène dans l'éducation des races. — Le grand remède applicable aux collectivités est l'hygiène.

C'est pourquoi on doit inculquer aux masses les principes de l'hygiène sous toutes ses formes. En attendant le sérum antituberculeux, qui viendra à son heure, ce n'est que par l'hygiène que l'on arrivera, par exemple, à enrayer la tuberculose, de nos jours.

Mais à quoi peut servir l'effort des hommes de science et de leurs élèves sans le concours intelligent et dévoué de chaque citoyen, de chaque individu soucieux de l'intérêt de la race.

L'hygiène de la bouche dans cette grande orientation doit avoir sa place, indispensable. Nous la réclamons.

Nous voudrions la voir plus nettement marquée. Les parents doivent enseigner aux jeunes générations cette nouvelle « leçon de choses », c'est à eux que nous nous adressons et plus particulièrement aux jeunes mères de famille pour qu'elles habituent leurs enfants, dès l'âge le plus tendre, à considérer leurs dents comme autant de bijoux précieux à conserver.

En agissant ainsi, elles orienteront la race vers un type plus parfait et plus pur. Elles trouveront là un moyen de satisfaire une partie de l'ambition qui germe dans le cœur de chaque mère quand elle désire des enfants beaux, sains et bien portants.

Dr A. VÈVE.

CHATELGUYON, *Août 1904.*

LILLE, IMPRIMERIE LEFEBVRE-DUCROCQ

189

www.ingramcontent.com/pod-product-compliance
Ingram Content Group UK Ltd.
Pitfield, Milton Keynes, MK11 3LW, UK
UKHW031939260826
14628UKWH00004B/1731

9 782019 663810